DEMONSTRATION

DE LA PROPRIETÉ

D'UNE NOUVELLE

LIQUEUR FONDANTE

Pour les maladies de la peau, foit qu'elles viennent de la vérole, foit qu'elles dépendent de tout autre vice de la lymphe.

Par M. DIENERT, Docteur en Médecine.

Le plus noble & le plus excellent de tous
les sels, est celui qui a acquis le plus haut
dégré de pureté & de subtilité, il pénetre
tous les corps, & est la seule chose qui de-
meure immuable en agissant, & qui dissout
promptement toutes choses, en triomphant
de la matiere rébelle avec autant de facilité, que l'eau chaude fond & volatilise
la neige.

Van-Helmont, *Potestas Medicaminum.* Dict. de M. Ja-
mes A. L. Alcahest.

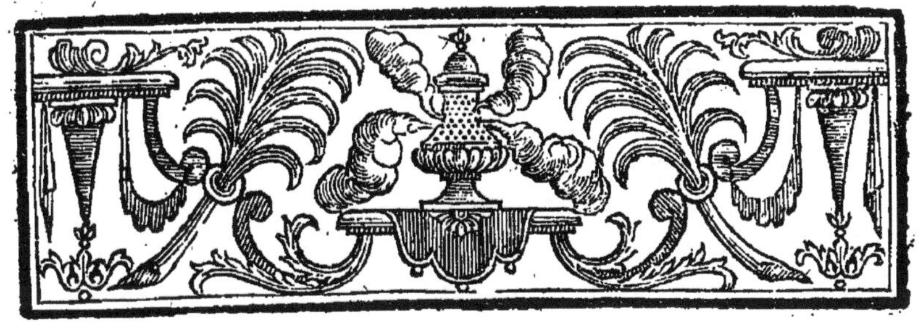

DEMONSTRATION

De la propriété d'une nouvelle Liqueur fondante pour les maladies de la peau, soit qu'elles viennent de la vérole, soit qu'elles dépendent de tout autre vice de la lymphe.

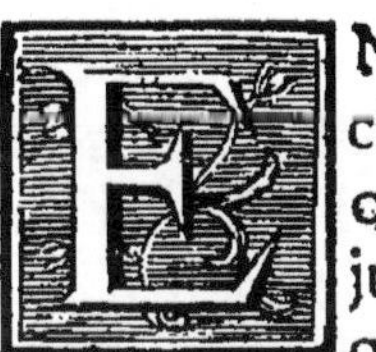EN parcourant les Fastes de la Médecine, on voit qu'il y a eu peu de découvertes plus constamment désirées jusqu'ici que celles des fondans. Ceux qui sont connus étant très-défectueux, j'ai crû devoir travailler à de nouvelles recherches. La Physique & la Pratique médecinale se sont pour ainsi dire donné les mains pour me guider & me conduire enfin à l'invention d'une *Liqueur fondante*, plus efficace que les autres remedes du même genre dans diverses maladies de la lymphe.

Je l'ai annoncée succinctement en forme de Problême au *Prima mensis* des Ecoles de Médecine, (le 4 Novembre 1755.) n'ayant alors d'autre intention que de prendre datte de ma découverte. Mais aujourd'hui, comme le Public paroît s'y intéresser, je suis obligé d'en donner un détail instructif. Pour le faire avec quelque ordre : 1°. Je ferai l'énumération des principes de ma Liqueur, de ses qualités, de ses vertus, & de ses effets. 2°. J'établirai sa maniere d'agir. 3°. J'expliquerai la fa-

A ij

çon de l'employer. 4°. Je rapporterai plufieurs cures choifies parmi les plus décentes. 5°. Je citerai les témoignages des Gens de l'art. Mon deffein eft de former par le tout. enfemble une Démonftration complette qui puiffe mettre en évidence la fupériorité que l'on doit accorder à notre remede fur tous les autres fondans.

I°. Notre *Liqueur fondante* eft une eau claire, amere & incorruptible, qui a pour bafe une matiere végétale fingulierement combinée avec le mercure : préparation nouvelle, plus efficace & plus commode qu'aucune de celles qu'on a imaginées jufqu'ici, pour un grand nombre de maladies qui tirent leur origine de l'épaiffiffement & de l'acrimonie de la lymphe, furtout pour la plûpart des maladies de la peau, foit qu'il y ait un vice vénérien, foit qu'il n'y en ait pas. Nous ne connoiffons aucuns bols fondans qui puiffent lui être comparés, tant parce que leur principal ingrédient, qui eft le mercure doux, n'eft pas foluble dans l'eau, que parce qu'ils font fujets à beaucoup d'inconvéniens qu'on ne peut reprocher à notre liqueur. Car elle ne fait point faliver, & elle eft fort tempérée. Elle pouffe ordinairement par les urines, & quelquefois par les felles, mais médiocrement & fans tranchées. Dans certaines circonftances elle excite la tranfpiration ou la fueur, par exemple, lorfqu'on la prend au lit. Mais le plus fouvent le rétabliffement de la fanté eft fon feul effet fenfible.

II°. Voici le fommaire des titres rationels qui répandent un fi grand jour fur notre Problême, qu'il eft impoffible que les Médecins dogmatiques le jettent dans le vuide ténébreux des remedes empyriques.

1°. Notre liqueur léve les obftructions engendrées à la peau ou près d'elle par le vice de la lymphe , quel qu'il soit. Elle guérit les *dartres* , la *gale* , les *ulceres calleux* , les *grosseurs* qui sont sans douleur & sans chaleur extraordinaire , dures & pâles , les *glandes gonflées* & les *tumeurs écrouelleuses* : toutes affections, qui de l'aveu général des Médecins , prennent leurs racines dans la lymphe , & indiquent entr'autres fondans les mercuriels , quand même il n'y auroit aucun levain de vérole.

2°. Elle est *anti-vénérienne* sans faire saliver. J'avertis d'avance qu'en faisant valoir cette vertu épurée d'un défaut qui paroît l'avilir dans les autres préparations mercurielles , je ne prétens point en décrier aucune , car je leur attribue à toutes , même aux moins bonnes , des avantages réciproques , comme en fait de purgation , aux différens purgatifs dont les plus terribles sont dans certains cas les meilleurs , mais dont les applications doivent être rares, & toujours des coups de Maître. Ne voyons - nous pas tous les jours que telle méthode qui est nuisible à l'un , réussit dans un autre , à cause de la différence des cas & des tempéramens ?

Dans la premiere annonce de mon Eau, n'ayant fait qu'effleurer sa vertu anti - vénérienne , je vais exposer de bonne foi ce que des expériences nombreuses m'ont appris depuis à cet égard. J'ai éprouvé constamment qu'étant employée à propos , elle l'emporte non - seulement sur tous les bois fondans , par rapport aux affections de la peau non vénériennes, mais encore sur tous les remedes mercuriels , dans les maladies vénériennes d'un caractere opiniâtre , entr'autres dans celles qui attaquent la circonférence du corps.

Comme l'onguent mercuriel est le seul médicament qui pourroit être élevé à ce sujet , avec le plus de vraiſemblance au-deſſus de mon fondant, il me ſuffira pour le préſent de renfermer la méthode des frictions dans ſes juſtes bornes. Mais auparavant diſtinguons ici deux ſortes de maladies vénériennes.

1°. La vérole errante ou toute mobile, c'eſt-à-dire, qui roule ou qui peut aiſément circuler dans les vaiſſeaux, n'ayant point d'attache opiniâtre à aucune partie.

2°. La vérole adhérente à la peau, ou fixée aux parties extérieures du corps. Dans le premier cas où l'on doit ranger le plus grand nombre des véroles récentes, & pluſieurs des anciennes, je n'eſtime mon Eau plus que les frictions mercurielles, que parce qu'elle n'eſt pas ſalivante ni ſi incommode. Le mercure crud, (il faut le dire à ſa louange) plus il eſt pur, lourd, gliſſant, naturel & copieux, comme je le ſuppoſe dans l'onguent mercuriel, plus il a de force pour heurter de toutes parts & entraîner (ſurtout par les crachemens) ce qu'il y a de virus ſoumis aux loix de la circulation, & celui qui ne tient encore que foiblement aux ſolides; mais il ne laiſſe que trop ſouvent en arriere l'humeur endurcie depuis long-tems ou trop collée aux fibres, ou extravaſée dans le tiſſu cellulaire, en ne faiſant que rouler par deſſus, ſans l'ébranler ou ſans pouvoir la détacher. Il n'en eſt pas de même de ma préparation : ici le mercure étant rendu analogue aux ſels par la ſolubilité, & devenu participant des plus excellentes facultés de l'eau par ſon mariage avec elle, il s'inſinue plus aiſément de côté & d'autre : il accroche mieux la lymple gluante dans les endroits durs, calleux ou glanduleux : il la détrempe, il la diviſe, & il excite ſans agitation les molécules impures à ſortir de leurs retraites les plus éloignées du centre du corps. Je ne fçaurois mieux faire fentir la différence qui eft entre mon Eau & le mercure naturel, qu'en les comparant à certains égards, l'un à la gomme gutte, l'autre à la confection hamec, qui font deux purgatifs fort efficaces, cependant très-différens dans leurs effets. La gomme gutte par la célérité & la force de fon action chaffe bientôt les eaux du corps; ainfi le mercure naturel peut chaffer les humeurs vénériennes peu tenaces; mais la gomme gutte n'emporte point les glaires, fur lefquelles elles gliffe rapidement; le mercure naturel eft auffi inhabile par rapport à la lymphe trop glaireufe. La confection hamec qui eft moins fugitive que la gomme gutte, mais de nature à s'arrêter aux matieres vifqueufes, les pénetre, les diffout, les détache, & elle produit fouvent fans être turbulente des effets qui pour leur difficulté fembloient exiger les plus violentes fecouffes. Telle eft en quelque forte la maniere d'agir de notre *Liqueur fondante*; c'eft-à-dire, que n'étant pas fi gliffante que le mercure naturel, mais propre à humecter paifiblement la lymphe defféchée, elle eft plus capable de la liquefier & de la débarraffer de fes entraves. Quelles richeffes de raifonnement m'étaleroit ici la Phyfique avec profufion, fi je voulois faire valoir les impreffions favorables que mon Eau fait dans les vaiffeaux, en raniment imperceptiblement leurs refforts & leurs tons par l'aiguillon de fes pointes falines ?

3°. Elle eft tempérée, de maniere qu'on peut l'employer fans danger dans la plûpart des cas où les autres fondans font redoutables, par exemple, pour les skirrofités douloureufes, pour les ulceres carcinomateux & les tumeurs cancereufes, foit occultes foit ouvertes. Dans ces fortes de maux, notre Eau peut foulager beaucoup les malades, premierement en diffipant ou en diminuant leurs douleurs, fecondement en procurant dans leurs playes une fupuration louable, fouvent même indépendamment d'aucun topique ; ou enfin elle les met en état d'achever leur guérifon entre les mains des Chirurgiens par les fecours ordinaires.

4°. Elle eft communément diurétique, ce qui lui donne de grands avantages dans les maladies des voies de l'urine.

5°. Elle excite les regles : elle eft furtout propre à les rappeller, & à les rendre plus abondantes.

6°. Elle fait mourir les vers ; je l'ai employée avec fuccès pour les cucurbitains & le folitaire.

II I°. Outre qu'elle eft potable, elle mérite le titre de Topique. Souvent il fuffit de la prefcrire en boiffon ; mais il y a des cas où il eft néceffaire d'en ordonner l'ufage extérieur ou en fomentation ou en injection, ou dans les cataplafmes, ou dans les bains. La premiere méthode difpofe à l'autre, & même toutes deux employées en même-tems peuvent fe prêter des fecours mutuels ; alors il fe diftribue à la fois du centre à la circonféren-ce, & de la circonférence au centre, non un gros volume de fubftance métallique groffiere, mais une petite quantité fi divifée, qu'elle peut paffer par les tuyaux les plus étroits & les plus ferrés.

La dofe pour l'intérieur eft depuis une moyenne cueillerée jufqu'à deux ou environ fix gros par jour: chaque cueillerée dans une livre & demie d'eau ou de petit-lait, ou d'une tifane adouciffante & apéritive, fans aucun fel. J'en prefcris un gros aux enfans de dix à douze ans, & une trentaine de gouttes feulement aux enfans de cinq à fix ans, dans une livre d'eau. La liqueur fe prend d'ordinaire le matin à jeun, chaude ou froide, un verre de quart d'heure en quart d'heure, ou de demi-heure en demi-heure. Les malades déjeûnent s'ils veulent, une heure ou deux après le dernier verre. Il est avantageux de boire outre cela dans la matinée, avant ou après le dejeûner, quatre ou cinq verres d'une tifane fimple faite avec de l'orge ou du chiendent, ou quelqu'autre racine telle que celles de fraizier, de patience fauvage, de bardane & de fquine, fans liqueur fondante ; fouvent même il eft à propos d'en boire autant vers les cinq heures du foir. Je confeille de faire gras pendant le traitement. Je permets à dîner outre la foupe, le bouilli & le rôti ; à fouper un potage ou quelque aliment léger & de bon fuc. Pour boiffon aux repas, on peut boire du vin, mais avec de l'eau.

La dofe en Topique eft plus ou moins forte fuivant les cas.

IV°. Je vais narrer plufieurs cures operées par le fecours de la Liqueur fondante, la plûpart dans les plus mauvais tems de l'année. Je ne citerai aucun de ceux que j'ai guéris de la vérole. J'ofe me flatter qu'on me pardonnera cette omiffion à laquelle l'honneur des gens eft intéreffé ; mais je crois devoir nommer des perfonnes de l'Art qui ont été témoins oculaires ou auteurs d'un grand nombre de cures antiveneriennes opérées avec notre remede. Je rapporterai en même-tems les témoignages rélatifs aux maladies fcrofuleufes.

CURES OPERÉES PAR L'USAGE
DE DA *LIQUEUR FONDANTE.*

Cure d'une Tumeur large, dure & indolente au vifage.
Novembre 1755.

Mademoifelle Marie Catherine Lhermite fille âgée de 17 ans, demeurante à Paris avec fa mere,

rue S. Jaques , paſſage S. Benoît , étant venue pluſieurs fois nous conſulter aux Ecoles de Medecine ,
dans le mois de Septembre 1755. pour une groſſeur conſidérable qu'elle avoit à la machoire du
côté droit , j'eus occaſion de m'engager à entre-
prendre le traitement de cette maladie (a). Il y
avoit déja un mois que la tumeur ſubſiſtoit ; elle
étoit pâle , dure ſans douleur , ni chaleur : elle s'é-
tendoit depuis l'angle ou rebord poſtérieur de la
machoire inférieure (près de l'oreille) juſqu'au
milieu de la ſymphyſe du menton , & deſcendoit
juſqu'au col. La dureté étoit ſi grande , qu'il n'é-
toit pas poſſible de diſcerner l'os maxillaire dans
toute l'étendue de la partie tuméfiée ; on eût dit
que la chair & l'os étoient d'une ſeule piece. La
malade avoit pris intérieurement des Fondans très-
actifs tirés de l'Antimoine & du Mercure. De plus
on avoit appliqué ſur la mâchoire des drogues
pour amollir & pour fondre. A la fin il étoit ſur-
venu une ſupuration modique vers le milieu de la
tumeur ; mais la playe fut fermée en peu de jours ,
de maniere que l'enflûre & la dureté ſubſiſtoient
comme auparavant. Tel étoit le viſage de Mademoiſelle Lhermite quand je commençai à lui faire
employer ma Liqueur. C'étoit au mois de Novembre (1755.) Elle en but tous les jours pendant
trois ſemaines , le matin une cueillerée dans trois
ou quatre dem-iſeptiers d'eau ; outre cela je lui fis
tenir continuellement ſur la machoire un cataplaſ-
me de mie de pain & d'eau que je faiſois arroſer
(chaque fois qu'on le renouvelloit) d'une cueillerée de ma Liqueur. Je tins la malade à la diette ,
ce qui ſeul lui fut penible , l'appétit s'augmentant
de jour en jour. Mais ſa peine ne fut pas longue ,

(a) M. Moriſot Deſlandes , Docteur R. de la Faculté de
Médecine , étoit préſent lorſque je me chargai de la cure.

& elle en entrevit bientôt la fin ; car la grosseur diminuoit à vûe d'œil. En trois semaines, la cure fut terminée par la voie de la résolution , sans laisser aucun vestige du mal. La Liqueur fondante n'avoit produit d'autre effet sensible chez notre malade que celui d'un bon Diuretique. Elle ne s'étoit point tenue au lit pour la prendre. Depuis cette guérison elle s'est toujours bien portée. Je n'ai trouvé rien de singulier dans le tems de la fonte de la tumeur , que de petites duretés cà & là , qui dès le commencement de la troisieme semaine occupoient la place de la grosseur , & qui étoient isolées par des espaces molletes. Ces inégalités furent promptement détruites les unes après les autres. J'ai présumé que la même liqueur versée inégalement sur le cataplasme avoit porté davantage sur certains endroits. On peut juger par là combien l'usage interne de la Liqueur fondante peut être secondé par la même en Topique.

Cure d'un nez carcinomateux avec carie.
Janvier 1756.

Le Frere *Côme* illustre Feuillant , m'envoya le 10 Décembre de l'année 1755. la fille d'une nommée *Paré* , femme âgée de trente-cinq ans , Fruitiere ambulante demeurante avec sa mere , rue du Rat , Fauxbourg S. Honoré , chez M. Diot Frippier , affligée d'un gonflement cancereux au nez, avec carie. Son nez étoit plus gros que la moitié du poing , la cloison détruite , ainsi que d'autres parties internes ; & l'écartement des aîles si considerable , que trois doigts ensemble auroient pû y être introduits. J'observai de plus une grande dureté dans toute sa circonférence , plusieurs inégalités dans sa partie inférieure & interne , & de toutes parts une couleur pourprée. Il fortoit du nez une humeur verdâtre, & felon toute apparence, d'un caractere virulent. Les crachemens s'en reffentoient. La lévre fupérieure infectée du voifinage n'étoit pas moins hideufe, tant elle étoit enflée, dure & de mauvaife couleur. Les élancemens inévitables dans des tumeurs fi enflammées, poignardoient continuellement la malade. Malgré ces accidens elle n'étoit pas fort amaigrie, & elle n'éprouvoit ailleurs d'autre incommodité que des douleurs fixes, mais uniquement à la tête & aux jambes. Cette maladie fe manifefta d'abord au mois de Janvier 1755. à l'aîle gauche du nez., par une enflûre qui gagna peu à peu le refte : mais le plus grand mal étoit caché. La corruption qui carrioit fourdement l'os *vomer* & fon complément, fe découvrit au mois d'Août par accident. Dans une querelle qu'eut la malade, la cloifon fut abbatue d'un coup de poing que quelqu'un lui porta méchamment au nez, & tomba même à terre dans l'inftant tout d'une piece. Au lieu de deux narines la pauvre femme n'avoit plus qu'une ample voute dont je ne puis mieux comparer la figure qu'à l'embouchure d'un four. L'enflûre s'augmenta de plus en plus. La malade avoit moins un vifage humain qu'un mafque dont l'afpect étoit effroyable. Au mois d'Octobre la honte la contraignit autant que la force du mal, de garder la chambre dont elle n'eft fortie pendant plufieurs mois que pour chercher du foulagement. Dès le lendemain qu'elle me fut adreffée, fçavoir le 11 Décembre, je lui fis commencer l'ufage de la Liqueur fondante. Elle en but d'abord une cueillerée par jour dans une chopine d'eau en deux prifes ; une le matin, une heure & demie avant le déjeûner ; l'autre deux heures après

fon fouper, qui confiſtoit dans un ſimple potage. Le cinquieme jour je lui en ordonnai le dou-
ble dans une égale quantité d'eau. C'eſt la doſe
qu'elle a ſuivie depuis ſans interruption. Elle buvoit outre cela de la tiſane de chiendent & de
régliſſe, & elle obſervoit le régime convenable. Sa
mere la tint au lit pendant quinze jours. En moins
de trois ſemaines la malade fut ſoulagée. Le
nez de jour en jour ſe dégroſſiſſoit à vûe d'œil.
Pour accélerer la guériſon, je lui fis rénifler de
tems en tems de la même Eau fondante qu'elle
prenoit en boiſſon. Je ne fus pas trompé dans mes
eſpérances. En peu de tems elle devint aſſez ſup-
portable à la ſociété pour recommencer dans les
rues ſon petit négoce : nonobſtant ſes courſes
dans la rigueur de l'hyver, le fondant qu'elle prenoit toujours fit en elle un progrès fort rapide. Le
10 de Janvier l'enflûre ſe trouva diſſipée, les
inégalités détruites, les duretés fondues, les ul-
cérations en partie détergées, les aîles du nez rap-
prochées, & la peau revêtue de ſes couleurs natu-
relles; en un mot, il n'y avoit plus de difformité
apparente. Les maux de tête & les douleurs de jambes ne ſe firent plus ſentir. Il ne reſtoit à la malade qu'un petit écoulement verdatre par la nari-
ne, & des démangeaiſons dans le nez. Mais avant
la fin du mois de Janvier la guériſon devint parfaite par la continuation du même traitement. Il
eſt à remarquer que la malade n'a pas eu la moindre ſalivation. En cela notre Liqueur fondante
ne s'eſt jamais démentie ; mais elle a tenu lieu de
Laxatif à la *Paré*. Il ſeroit ſuperflu de repréſen-
ter l'étonnement qu'une pareille cure a cauſé dans
l'eſprit de mille perſonnes qui connoiſſoient la
malade. Le Frere *Côme* auſſi zelé pour les décou-
vertes des autres que célébre par les ſiennes, n'a

pas manqué d'admirer une si grande métamor-
phose ; & il en fut d'autant plus flatté que c'étoit
lui qui m'avoit procuré cette occasion d'étendre
mes expériences.

Cure d'une Playe affreuse au genou, & de plusieurs
Tumeurs glanduleuses au col. Février 1756.

Mademoiselle *Louison Romagnesi* demeurante à
Paris chez ses pere & mere, rue du Fauxbourg
S. Martin, attenant la Grille, âgée de quatorze
ans, se plaignit pour la premiere fois à la fin de
l'année 1754. d'avoir le côté interne du genou
droit enflé & un peu douloureux, cependant sans
changement de couleur. La tumeur fit des progrès
de jour en jour ; & aux approches de Pâques 1755.
elle se trouva étendue de plus de six pouces au
dessous de l'extrémité supérieure du tibia, pres-
que autant au-dessus de l'articulation, & latérale-
ment à proportion vers le milieu du genou. Après
y avoir appliqué pendant long-tems des matura-
tifs de toute espece, on en fit l'ouverture. L'opé-
ration donna tout à coup issûe à une grande quantité de matiere purulente, & découvrit au fond
de la playe des corps vermeils & figurés comme
des pattes d'Ecrevisses entre des champignons. La
playe fut conduite avec tout le soin possible : topi-
ques à propos ; médicamens internes ; diette sé-
vere, rien ne fut épargné. Mais il ne fut possible
avec le tems d'amener à cicatrice qu'une partie de
la playe. Le mauvais fond ne cessoit de fournir
un levain qui l'envenimoit, de maniere qu'elle ne
tarda pas à s'élargir, & elle devint pire qu'auparavant. La corruption s'y mit plus d'une fois ; au
mois d'Août la malade parut même en danger de
mourir ; elle ne fut garantie de la mort qu'en

voyant naître de nouveaux accidens, pour ainſi
dire auſſi penibles au beau ſexe que la mort même, ſçavoir ſept tumeurs glanduleuſes & indo-
lentes ſous la machoire inférieure, quatre du côté
gauche, & trois du côté droit, qui paroiſſoient
preſque auſſi groſſes que des noix par deſſus le ni-
veau de la peau, nonobſtant l'embonpoint contre
nature du menton qui étoit pendant & gras en apparence. J'entrepris la malade en Décembre 1755.
Elle étoit au lit depuis Pâques de la même année;
ſa playe occupoit alors une étendue de ſix pouces
en longueur, & de trois ou quatre en largeur.
Elle étoit extrêmement fongueuſe, & elle exhaloit
une odeur à laquelle ſa mere même ne pouvoit
réſiſter. Juſtement curieux de la cauſe primitive de
la playe & des glandes, je fis toutes les perquiſi-
tions poſſibles pour m'en inſtruire. Je n'ai jamais
pû ſoupçonner autre choſe qu'un reſte de galle
mêlée depuis douze ans avec la lymphe; car à
l'âge de deux ans ayant gagné cette maladie à
Paris avec une de ſes ſœurs âgée de onze mois
(dont il ſera parlé ci-après) chez une ſévreuſe à
qui ſon mari avoit rapporté le mal de l'Hôtel-
Dieu, on s'étoit empreſſé de la faire diſparoître
avec un onguent de la façon d'un Herboriſte. On
en avoit fait autant à la petite ſœur. Comme on
craignoit avec raiſon que le mal ne fût renfermé
dans l'intérieur du corps, on ne put s'empêcher
de faire peu après par précaution quelques remedes internes. Mais pouvoit-on pour lors agir au-
trement qu'à l'aveugle, s'étant rétranché tout d'un
coup au dehors la bouſſole propre à conduire le
dedans, & par laquelle on auroit pû compter les
dégrés d'impureté que la lymphe & le ſang rou-
loient dans leurs vaiſſeaux ? Il y a donc lieu de
croire que Mademoiſelle *Romagneſi* conſerva

dans fes veines un refte d'humeur galleufe avec
lequel elle vécut paifiblement jufqu'à l'époque de
1754. & que cet ennemi domeftique ayant pris
avec le tems affez de force pour contrebalancer
la vigueur de fa fanté, déclara enfin tout le mal
dans les vaiffeaux lymphatiques, lefquels furent
les endroits où il ait pû trouver affez de prife pour
troubler l'œconomie animale. Ayant ainfi demaf-
qué la maladie premiere & effentielle, je m'i-
maginai pouvoir promettre une guérifon plus cer-
taine. La malade commença l'ufage de mon Eau
dans le mois de Décembre, fans préparatif. En
moins de huit jours la playe devint belle,&les glandes maxillaires furent en partie degonflées. Dans
la quinzaine les tumeurs glanduleufes furent en-
tiérement fondues fans topique, & par la fuite la
prétendue graiffe du menton évanouie. A l'égard
de la playe du genou, la bonne qualité du pus fuc-
céda promptement à la puanteur, & peu à peu la
fermeté des mamelons charnus à la fongofité.
Enfin la playe fut parfaitement cicatrifée au commencement de Février. La jeune Demoifelle mit
de jour en jour fa jambe convalefcente à l'épreuve
des plus grands mouvemens. Elle ne tarda pas à
devenir ferme fur fes piés, comme fi jamais elle
n'eût été infirme. Il eft à propos de dire qu'elle
commença à être reglée quelques mois après fa
guérifon. Je vais maintenant rapporter avec quelle
méthode elle a été traitée & guérie. Rien de fi
fimple ; rien de fi facile. Je lui ai fait prendre une
moyenne cueillerée de ma Liqueur étendue dans
trois demi-feptiers d'eau, tous les matins à jeun,
jufqu'à guérifon, & même depuis pendant fix fe-
maines. Elle buvoit de plus à difcrétion de la tifane faite avec la racine de fraizier & la reglifle.
On n'appliqua fur la playe que de la charpie ou

quelqu'autre

quelqu'autre topique auffi innocent. La malade fut
purgée au milieu & à la fin du traitement, en tout
deux ou trois fois. Cette cure donna bientôt lieu à
une autre ici jointe.

Cure d'une Tumeur au genou. Mars 1756.

Mademoiselle *Romagneſi* la plus jeune, celle
qui avoit gagné la galle étant en févrage avec
Mademoiselle Louiſon ſa fœur, dont je viens de
faire mention à l'article précedent, s'eſt trouvée
attaquée au commencement de Mars 1756. d'une
Tumeur au genou gauche, laquelle étoit pâle &
fort étendue, à peu près comme étoit celle de
Mademoiselle ſa fœur pendant les premiers mois.
Ses parens de leur propre mouvement lui firent
boire de la Liqueur fondante qu'ils avoient de
reſte, de la même façon que je l'avois preſcrite
à leur premiere malade. Par cette feule boiſſon
ils l'ont guérie en huit jours ſans aucun topique.
Dans les deux fœurs l'eau fondante n'a produit
d'autre effet ſenſible que la guériſon.

Cure d'une Dyſurie. Mars 1756.

'Monſieur *Cheron* Marchand-Mercier à Paris
rue Saint Denis, étoit depuis pluſieurs années
ſujet à des difficultés d'uriner, & même à des
ſtranguries qui provenoient d'une ſubſtance glai-
reuſe & tant ſoit peu fablonneuſe, que les urines
charioient, & peut-être auſſi de l'extrême déli-
cateſſe des organes urinaires, lorſqu'au mois de
Février 1756. ſon incommodité devenue plus
grave, l'obligea de m'apeller; je le mis ſur le
champ à l'uſage de la Liqueur fondante dont
il reçut promptement beaucoup de ſoulagement.

B

Je lui fis prendre auſſi les bains domeſtiques qui lui furent ſalutaires. Il n'a jamais joüi d'une ſanté ſi parfaite que depuis ce traitement. J'ai remarqué dans pareils cas que les pilules de Mademoiſelle *Stephens* ne réuſſiſſent pas davantage, outre qu'elles ſont plus tardives.

Cure de Dartres vives au viſage. Mars 1756.

Monſieur *Caillié* faiſeur de bandages pour les deſcentes, âgé de trente-huit ans, demeurant à Paris rue de la Bucherie, ſe trouva incommodé au viſage vers la fin d'Août 1755. de quelques rougeurs dartreuſes qui en peu de tems ſe multiplierent & formerent des croûtes chacune de l'étendue d'un écu de ſix francs. Le front en étoit heriſſé : les yeux couverts : les ſourcils perdus : les joues avec les tempes comme plâtrées & le col tout roide ; joint à cela qu'elles étoient rongeantes & coulantes. Il n'y a pas lieu de douter qu'il ne fît tout ſon poſſible dès le commencement d'une maladie auſſi hideuſe, pour en être promptement guéri. Mais loin de ſe mieux porter, il empira de jour en jour : enfin malgré ſon courage il ſuccomba. Deſagréablement maſqué depuis plus de quatre mois, preſque aveugle depuis cinq ſemaines, & réduit au lit depuis vingt-un jours, après la pénible épreuve d'une multitude de medicamens inutiles, il ſe chagrinoit & ne ſavoit plus que faire, lorſque par hazard un aſpirant en Chirurgie lui vanta l'efficacité de notre Liqueur fondante. Aiant conçu une haute idée de ce nouveau remede, il en envoia chercher & il commença à l'emploier le quinze Janvier 1756. il en but une petite cueillerée dans plus d'un demi-ſeptier d'eau de riviere tous les matins & autant le ſoir, Pour tiſane il prit l'eau de

fquine & notre liqueur étendue dans l'eau lui
tint lieu de tout topique. Il fut bien-tôt foulagé
& en état de vaquer à fes ouvrages. Le fuccès
alla toujours de pair avec l'ufage de la Liqueur
fondante : lorfque le malade l'interrompoit, plus
de progrès ; s'y remettoit-il ? la cure avançoit
à vue d'œil. Nonobftant plufieurs interruptions,
un travail affidu, des coûrfes fréquentes, la mauvaife faifon & fa façon de vivre ordinaire
(cependant fobre) le vifage & le col furent gueris
au commencement du Carême. Il ne lui reftoit
que quelques croutes au dedans du nez ; mais dès
le milieu du Carême de la même année (1756.)
il n'a plus vû aucune trace de fes dartres. Monfieur Caillié pendant l'ufage de la Liqueur ne
reffentit d'autre effet que le changement en mieux ;
depuis cette guerifon il a joui conftamment d'une
bonne fanté.

Il me paroît à propos de raporter fuivant l'aveu
de Monfieur Caillié, que fes dartres lui étoient
venues vraifemblablement de ce qu'après avoir
mis des fufpenfoirs à des gens infectés de quelque
maladie fecrette, il avoit eu l'imprudence de
porter dans le moment les mains à fon vifage
fans les avoir lavées. Divers événemens m'ont
convaincu que l'application des molécules vénériennes encore fumantes ou chaudes fur quelques
parties du corps, comme le deffus des mains &
le vifage dont la peau eft tendre & moins denfe,
peut tout à coup les inoculer dans les pores &
engendrer non pas toujours une vraie verole,
mais une affection vérolique où le virus eft plus
ou moins abatardi.

Pour prouver l'effroyable facilité de l'ino-
culation imperceptible du virus vénérien, par de
fimples attouchemens ; je vais donner l'hiftoire

abregée de la plus curieuſe laideur, contractée par le ſeul office de garde-malade.

Deſcription d'un Satyriaſis ou Lépre des Arabes. 1756.

La femme de *Lalun* manœuvre, âgée de trente-quatre ans, fut dans la dure néceſſité de garder, étant groſſe, en 1755, une perſonne infectée de la verole & toujours mouillée d'une ſueur ſi fœtide, que les Médecins & les Chirurgiens l'abandonnoient, la pauvre gardé ne tarda pas à ſe reſſentir de la contagion. Il lui vint dabord à une main & à un bras des dartres cruſtacées pendant qu'elle étoit au ſervice de la malade, quinze jours après qu'elle fut ſottie de chez elle, il s'en forma de ſemblables à ſon viſage & par toute ſa tête, & cela peu après ſes couches ; quoique les vuidanges & le lait euſſent bien pris leurs cours. Elle avoit mis au monde une fille potelée & ſans aucune tache, qu'elle nourrit, ayant beaucoup de lait. Mais helas quelle nourrice ! autant ſon ſein étoit beau, autant ſon viſage paroiſſoit affreux, comme on le peut voir par la figure que j'ai fait graver. On a un peu adouci la peau de la face, pour qu'on puiſſe en ſuporter la vue. La grande lunette qui eſt ſur le nez, les cœurs des joues, les petits bourlets du front, la portion de collier & les autres marques qui repréſentent des tuberoſités, portoient la plûpart l'épaiſſeur d'un pouce. Une eſpece de condylome ſervoit de baſe à ces éléva-tions : des croûtes écailleuſes les couvroient : les intervalles étoient rudes & ſquameux ; le nez excédoit la groſſeur d'un œuf ; tuberculeux rongé inférieurement & carié au dedans, il faiſoit hor-

reur dans toutes ſes parties. En général la tête
étoit fort defigurée. Le cuir chevelu languiſſoit dans
un plus mauvais état que la face, la ladrerie y
étant complette ; l'inſenſibilité étoit moindre au
viſage. Je paſſe ſous ſilence la mauvaiſe haleine,
la nonchalance & divers autres ſymptômes de
la maladie. Par le ſecours de ma Liqueur fondante,
j'operai en 1756. plus des trois quarts de la
guériſon de l'infortunée Lalun. Mais ſa miſere,
le mauvais air de ſa chambre obſcure & au
rez-de-chauſſée, la malpropreté inouïe de ſon
coucher ſans draps & diverſes autres raiſons
m'obligerent il y a long-tems de l'abandonner.

Son enfant contracta à l'âge de deux mois la
même maladie. Parmi le déſordre du viſage de
cette innocente, on decouvroit en petit à peu-
près les mêmes ſymétries qu'avoit la mere en
grand. Elle devint enfin hetique & mourut âgée
de onze mois d'un ſecond abſcès à la gorge qui
l'étrangla : malheureuſe victime de la lepre la
plus ſinguliere qu'on ait peut-être jamais vue
chez les Orientaux.

Cure d'une difficulté de Regles. Mars 1756.

Monſieur & Madame Picar demeurant à Paris,
rue du Jour, m'apellerent à la fin de Janvier
1756. pour voir chez eux Mademoiſelle leur Niéce,
fille de feu Monſieur *Bailly* Apoticaire à Saint
Domingue, âgée de dix-ſept ans, qui depuis
deux ans que ſes menſtrues avoient commencé,
étoit très-mal reglée. Elle ne les avoit encore eües
que cinq à ſix fois, & les *flueurs* ne paroiſſoient que
de loin en loin. Le plus long retardement cauſé
par un ſaiſiſſement fut de ſept mois. Depuis
cette difficulté de regles elle étoit devenue ſujette

B iij

à des oppreffions , à des mouvemens fpafmo-
diques dans les membres , & à des états équi-
valens aux defaillances. Ce qui l'eût rendue très
vaporeufe , fi elle ne fe fût foutenue par la force
de fon efprit , & ce qui lui reftoit de l'abondance
de fa gayeté naturelle. La Liqueur fondante
qu'elle but dans les mois de Janvier & de Février
diffipa les tremblemens , les étouffemens & les
anxietés en procurant aux regles leur cours pe-
riodique.

Cure d'un Cancer. Mars 1756.

M. *Cardon* , Cordonnier à Luzarche, âgé de
trente-fix ans , homme d'une bonne conftitution,
ayoit un poireau à la commiffure droite des
lévres, lequel fut emporté il y a cinq ans avec
un razoir. Du coup il lui furvint au même en-
droit un germe de cancer, qui en moins d'un an
fe forma de profondes racines , & gagna toute
la lévre inférieure. Les remédes ne faifoient
qu'augmenter la dureté, les inégalités & les élancemens. Il vint me confulter pour la premiere
fois au mois de Février 1756. Il fouffroit pour
lors plus que jamais. Il y avoit même trois mois
que la rigueur continuelle du mal le privoit en-
tierement du fommeil. Je le mis fur le champ à
l'ufage de ma liqueur , qu'il prit dans fon pays
avec beaucoup de fuccès , nonobftant fes courfes
fréquentes dans les villages voifins & plufieurs
voyages de Paris. Elle mit bien-tôt fin aux douleurs & aux infomnies, en excitant dans la lévre
cancéreufe une fupuration admirable (*a*). Par

____

(*a*) M. Mouchet, Chirurgien à Paris, rue Mondetour,
a vû dans le tems le malade plufieurs fois chez moi, il a
été témoin du progrès de la cure , & des témoignages de
reconnoiffance du Sieur *Cardon*.

ce moyen toute la racine du mal fut fondue avec
le tems, ou pour mieux dire détruite au milieu de
l'été. Ce ne fut plus qu'une playe bénigne, mais
moins étendue, quoiqu'inégale & avec quelques
callosités, que j'abandonnai aux remedes chirurgi-
caux, qui ont terminé la guérison.

Cure d'une Dartre errante & invétérée.
Septembre 1756.

Le fils cadet de M. *Broüe*, Epicier-Cirier, rue
Saint Martin, âgé de onze ans, raporta de nourrice une dartre qui se manifesta de jour en
jour avec le caractere le plus vague & le plus opiniâtre. Elle a attaqué successivement toutes les parties externes du corps. De plus elle s'est portée
souvent aux poumons ou à d'autres viscères. Mille
mauvais tours que cette dartre errante jouoit sans
cesse, & qui rendoient la santé de l'enfant fort
chancelante, ne laisserent pas que d'inquiéter. On fit
différens remedes, mais en vain. Enfin Monsieur
son pere & Madame sa belle-mere étant à portée d'entendre parler de la *Liqueur fondante*, con-
curent qu'elle convenoit à la maladie de l'enfant.
Je fus chargé de le traiter dans un tems où toute
l'humeur dartreuse paroissoit se fixer dans la poitrine, & lui causoit une toux habituelle. Je pres-
crivis d'abord le petit-lait, l'eau de squine, les
bains & les purgatifs. Ces secours quoiqu'infructueux en apparence furent certainement d'excel-
lens préparatifs. Quelques semaines après le malade commença l'usage de la *Liqueur fondante* :
on lui en fit boire environ un gros distribué dans
plusieurs verres de petit-lait, tous les matins à
jeun, pendant six semaines. Le fondant fit sortir
la dartre de la poitrine au bout de quinze jours,
pour la faire reparoître vers la gorge, large comme

un écu de six francs , & relevée de plusieurs bou-
tons qui supurerent. Jamais elle n'avoit paru avec
de telles pustules. Pendant l'usage de la *Liqueur
fondante* , la dartre se dessécha assez promptement
sans topique , de maniere que l'enfant se trouva
guéri après deux mois de traitement. Depuis il
s'est si bien porté, sans avoir la moindre éruption
à la peau, qu'il y a tout lieu de croire, qu'il est
guéri radicalement : guérison qui doit passer aux
yeux des connoisseurs pour une des plus heureuses.

Cure d'une Dysurie. Octobre 1756.

M. *Leveillé*, Gainier ordinaire du Roi & de la
Reine, demeurant à Paris rue de la Pelleterie, eut recours à notre *Liqueur fondante* , vers le commencement de Septembre 1756. pour une difficulté d'uriner
provenante de glaires & de sable, dont il étoit
fort incommodé depuis deux ans , nonobstant
divers remedes qu'il avoit employés. Il a été guéri
dans l'espace de deux mois par le seul usage
de mon Eau ; depuis il n'a pas eu une seule attaque
de dysurie, ni d'autres maladies.

Cure d'une affection spasmodique 1757.

Monsieur *d'Aquin* Docteur en Médecine demeurant à Paris près Saint Paul , incommodé
d'une affection spasmodique qui avoit ralenti
considérablement les fonctions du foie & des autres visceres voisins, ce qui lui paroissoit avec rai-
son (dans son état) dépendre d'une lymphe trop
visqueuse, il eut recours à notre *Liqueur fondante*,
par le moyen de laquelle il s'est guéri en peu de
tems. Le remede ne produisit d'autre effet sensible, qu'une évacuation paisible de matieres glai-

reuſes par la voie des ſelles. Voici ſon Certificat.

Je ſouſſigné, certifie avoir fait uſage de la Liqueur fondante de M. Dienert pour cas d'épaiſſiſſement de la lymphe, qui me cauſoit un mal-aïſe depuis ſix mois, laquelle liqueur m'a ſoulagé au point que je jouis depuis d'une parfaite ſanté. En foi de quoi j'ai ſigné. A Paris ce 9 Novembre 1757.
Signé, D'A Q U I N, Docteur en Méd.

Cure d'une Dartre conſidérable au viſage.
Août 1756.

M. l'Abbé *Riboult*, Sous-Bibliothecaire de l'Univerſité de Caen, a été radicalement guéri d'une dartre étendue ſur le viſage & le long du col par ma *Liqueur fondante*, que lui preſcrivit M. de Preval mon Confrere, au mois d'Août 1756. étant pour lors à Caen. C'eſt ce que cet habile Docteur m'a certifié par écrit. Il en a ainſi guéri beaucoup d'autres attaqués de maladies toutes différentes de caractere, comme le porte le témoignage ſuivant.

Certificat de M. Guilbert de Preval Docteur-Régent de la faculté de Médecine de Paris.

Je ſouſſigné Docteur - Régent de la Faculté de Médecine en l'Univerſité de Paris, certifie que j'ai fait prendre la Liqueur fondante de M. Dienert mon Confrere ſuivant ſa méthode, avec tout le ſuccès qu'on pouvoit ſouhaiter, à beaucoup de malades de Paris, & d'autres Villes, dont les uns avoient des dartres rebelles aux autres traitemens, d'autres des tumeurs écrouelleuſes, d'autres des maladies Vénériennes du plus mauvais caractere, lesquels ont été guéris par-faitement par l'usage de cette Eau: toutes guérisons que je puis constater la plupart par des lettres des malades mêmes qui en font les plus grands éloges. à Paris ce 24 Septembre 1757.

Signé G. DE PREVAI.

Certificat de M. Pajon de Moncet, Docteur-Régént de la faculté de Médecine en l'Université de Paris.

Je soussigné Docteur-Régent de la Faculté de Médecine de Paris, certifie suivant ce que j'ai pratiqué, vû & appris de divers malades qui ont employé avec succès la Liqueur fondante de M. Dienert notre Confrere dans des maladies qui provenoient de virus vénerien, que ce remede est un excellent fondant & très-commode. En foi de quoi, &c. à Paris ce 29 Septembre 1757.

Signé, P. DE MONCET,

Lettre de M. Ruffieux Médecin & Chirugien des Gardes-Suisses, Compagnie d'Affry, à l'Auteur.

MONSIEUR,

Pour vous rendre compte de l'usage qu'ont fait de votre *Liqueur fondante* plusieurs soldats que j'ai suivis dans le traitement, pour des maladies vénériennes, dont ils étoient fort incommodés, J'ai l'honneur de vous assurer qu'ils l'ont employée avec tout le succès possible, m'ayant paru parfaitement guéris. Vous pouvez, Monsieur, faire de

ce témoignage l'ufage que vous jugerez à propos.
Je fuis, &c. A Paris ce 20 Août 1757.

V. &c. RUFFIEUX.

Certificat de M. Gruel, Chirurgien à l'Ecole Royale-Militaire.

*Je foufﬁgné, Chirurgien, &c. certiﬁe avoir re-
connu par mes propres expériences réitérées l'eﬃca-
cité ﬁnguliere de la Liqueur fondante de M. Dienert,
Docteur-Régent de la Faculté de Médecine en l'Univerſité de Paris pour les maladies vénériennes. En foi
de quoi j'ai ﬁgné le préſent Certificat A Paris ce 26
Septembre 1757.*

Signé, GRUEL.

Lettre de M. Bonnaud, Chirurgien à Paris, Fauxbourg S. Antoine, à l'Auteur.

MONSIEUR,

Le fuccès avec lequel nous avons fait prendre
de concert votre Liqueur fondante pour des tumeurs très-dures aux parties nobles, m'engage à
vous adreffer quelques malades à qui votre Eau
eſt néceffaire. Soyez perfuadé, M. que j'ai beaucoup de confiance en votre remede. Si mon témoignage vous eſt de quelque utilité, vous êtes
libre de l'annoncer. Je fuis, &c. A Paris ce 8
Septembre 1757.

V. &c. BONNAUD.

Certificat de M. Durand, Maître Chirurgien à Chartres.

Je souffigné, Maître ès Arts & en Chirurgie, reconnois & attefte à qui il appartiendra, que j'ai vû M. Dienert, Docteur en Médecine à Paris, traiter avec un succès merveilleux des playes & des tumeurs lymphatiques qui portoient le caractere de ce qu'on appelle vulgairement humeurs froides, par l'ufage interne de fa Liqueur fondante, en foi de quoi, &c. A Chartres ce 12 Septembre 1757.

Signé, D U R A N D.

Certificat de M. Daifgofvives, Chirurgien à Paris, rue S. Denys.

Je reconnois avoir fait prendre avec succès la Liqueur fondante de M. Dienert, Docteur en Médecine, pour fondre des tumeurs & des callofités, en foi de quoi, &c. A Paris ce 8 Septembre. 1757.

Signé, D A I S G O S V I V E S.

Certificat de M. Boüilhet, Chirurgien à Paris, rue S. Denys.

Je certifie avoir mis en ufage la Liqueur fondante de M. Dienert, Docteur en Médecine, pour remedier à des symptômes vénériens, où les autres remedes avoient été infructueux, qu'elle a diffipés avec une célérité admirable, fans exciter de falivation. En foi de quoi, &c. A Paris ce 30 Septembre 1757.

Signé, B O U I L H E T.

Certificat de M. Mouchet , Chirurgien à Paris , rue Mondetour.

Ayant fait boire avec satisfaction à divers malades de la Liqueur fondante de M. Dienert , Docteur en Médecine , pour des maladies de la lymphe ; & plein de confiance en son efficacité , je ne puis qu'en rendre des témoignages avantageux. A Paris ce 14 Novembre 1757.

Signé, MOUCHET.

Vû l'Approbation : permis d'imprimer à la charge d'Enregistrement à la Chambre Syndicale, ce 14 Novembre 1757.

BERRYER.

Régistré sur le Livre de la Communauté des Libraires & Imprimeurs de Paris, n°. 3738. conformément aux Reglemens, & notamment à l'Arrêt du Conseil du 10 Juillet 1745. A Paris le 28 Novembre mil sept - cens cinquante - sept.

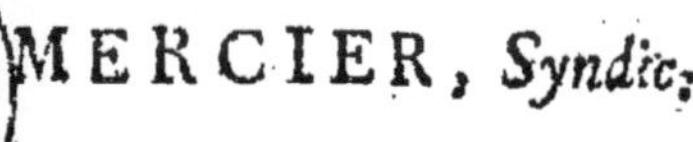

P. G. LE MERCIER, Syndic.

De l'Imprimerie de la Veuve DELATOUR.